# La Dieta R̶e̶n̶a̶l̶ para Mejorar Tu Vida

50 Deliciosas Recetas Que
Ayudan a Desarrollar Hábitos
Alimenticios Saludables

## Por

## Tiara Crocker

La información proporcionada en este documento se declara veraz y coherente, en el sentido de que cualquier responsabilidad, en términos de falta de atención o de otro tipo, por cualquier uso o abuso de las políticas, procesos o instrucciones contenidas en él, es responsabilidad exclusiva y absoluta del lector receptor. Bajo ninguna circunstancia se imputará al editor ninguna responsabilidad legal o culpa por cualquier reparación, daño o pérdida monetaria debido a la información contenida en este documento, ya sea directa o indirectamente.

Los respectivos autores poseen todos los derechos de autor que no pertenecen al editor.

La información aquí contenida se ofrece únicamente con fines informativos y es universal como tal. La presentación de la información es sin contrato ni ningún tipo de aseguramiento de garantía.

Las marcas comerciales que se utilizan son sin consentimiento y la publicación de la marca comercial se realiza sin permiso o respaldo del propietario de la marca comercial. Todas las marcas comerciales y marcas incluidas en este libro se incluyen únicamente con fines aclaratorios y son propiedad de los propios propietarios, no están afiliadas a este documento.

# Tabla de Contenido

# Capítulo 9: Postres ...... 107

# Conclusión ...... 120

# Introducción

Cuando se busca una dieta adecuada que pueda prevenir enfermedades crónicas y además ofrecer nutrientes para sentirte lleno de energía, la dieta renal que se presenta en este libro es la que se necesita porque contiene 50 recetas deliciosas para disfrutar preparando la comida cuidando tu salud.

Siguiendo este plan de alimentación, tus funciones renales mejorarán y mejorará tu vida. Las actividades de los riñones son vitales porque eliminan los desechos a través de la orina y estabilizan algunos problemas como la hipertensión. Experimentarás cambios beneficiosos en tu estilo de vida.

# Capítulo 1: Desayuno

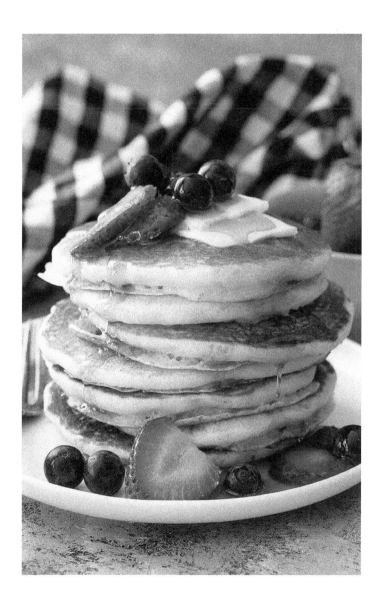

# 1. Panqueques de Suero de Leche Caseros Esponjosos

(Listo en unos 10 minutos | Para 9 personas | Dificultad: Fácil)

Por porción: Kcal 217, Grasas: 9 g, Carbohidratos netos: 26 g, Proteínas: 6 g

## Ingredientes:

- 1 cucharadita de crema tártara

- 2 tazas de harina

- 2 tazas de suero de leche

- 1½ cucharadita de bicarbonato de sodio

- 2 cucharadas de azúcar

- ¼ de taza + 1 cucharada de aceite de canola

- 2 huevos

## Instrucciones:

1. Calienta una sartén a fuego lento.

2. En un recipiente amplio, mezcla los ingredientes secos. Transfiere los ingredientes secos en la combinación de suero de leche, aceite y huevo. Para mezclar los ingredientes secos hasta que estén completamente húmedos, usa una cuchara o batidor.

3. Usa una cucharada de aceite de canola para engrasar una sartén. Simplemente vierte la mezcla de panqueques en la sartén con una taza medidora de 1/3 de taza. Cada panqueque debe tener alrededor de 4 pulgadas de ancho para distribuirse. Deja alrededor de 2' entre los panqueques para doblar rápidamente. Usa una espátula para voltear los panqueques. Haz esto hasta que desaparezcan las burbujas sobre la superficie de los panqueques. Deja que el otro lado se dore, para que el medio ya no esté húmedo.

4. Transfiere al plato para servir.

# 2. Quiche de Bistec con Queso

(Listo en unos 60 minutos | Para 6 personas | Dificultad: Media)

Por porción: Kcal 527, Grasas: 19 g, Carbohidratos netos: 21 g, Proteínas: 22 g

## Ingredientes:

- 1 taza de crema

- 1 taza de cebollas picadas

- ½ libra de carne de bistec picada y limpia

- 5 huevos batidos

- 2 cucharadas de aceite de canola

- ½ taza de queso jack rallado

- ½ cucharadita de pimienta negra

- 1"x9" masa para pastel precocida y preparada en profundidad

## Instrucciones:

1. Corta el bistec en trozos gruesos.

2. En una sartén con aceite, cocina el filete en trozos y las cebollas hasta que la carne esté dorada. Deja reposar durante 10 minutos para que se enfríe un poco. Agrega el queso y déjalo reposar, bate los huevos y la crema junto con la pimienta negra en un bol amplio hasta que esté completamente mezclado.

3. Extiende la mezcla de bistec y queso sobre la base de la masa para pastel, cocida a medias, luego derrama sobre la mezcla de huevo y hornea por 30 minutos a 350°F.

4. Cubre con papel aluminio el quiche de pastel de queso y bistec y retira del horno. Deja reposar la quiche durante diez minutos y luego cómela.

# 3. Tazas de Hojaldre Crujientes de Coliflor

(Listo en unos 20 minutos | Para 24 personas | Dificultad: Fácil)

Por ración: Kcal 68, Grasas: 5 g, Carbohidratos netos: 2 g, Proteínas: 3 g

**Ingredientes:**

- ½ taza de queso suizo rallado, bajo en sodio

- 3 huevos batidos y ligeramente revueltos

- ½ taza de queso cheddar rallado

- 2 cucharadas de mantequilla

- 1½ tazas de coliflor cocida en cubitos y bien escurrida

- 4 rebanadas de tocino cortado en cubitos, sin curar y natural

- 2 cucharadas de jalapeños cortados en cubitos

- ½ cucharadita de hojuelas de pimienta

- 3 láminas de masa filo

- ¼ de taza de cebollas finamente picadas

- 1 cucharada de perejil

- ½ cucharadita de pimienta negra

**Instrucciones:**

1. Precalienta el horno a 375°F.
2. Revuelve ligeramente los huevos en una sartén grande, retíralos de la sartén y déjalos a un lado.
3. Derrite la mantequilla en la misma sartén. Saltea el tocino antes de que esté frito. Incorpora la coliflor, las cebollas, los jalapeños y las hojuelas de pimiento rojo y saltea hasta que las cebollas estén transparentes. Usa perejil y pimienta negra para sazonar.
4. Retira del fuego y agrega los 2 tipos de queso y huevos revueltos.
5. Coloca las 3 hojas de Phyllo en capas.

6. Corta las hojas en 24 trozos y ponlas en un molde para muffins pequeño, rociado con spray para cocina.

7. Rellena con la mezcla en cantidades iguales, luego hornea durante 12–15 minutos en el estante más bajo del horno o hasta que los bordes estén ligeramente crujientes. Apaga el horno y déjalos reposar de 2 a 3 minutos.

# Capítulo 2: Batidos y Bebidas

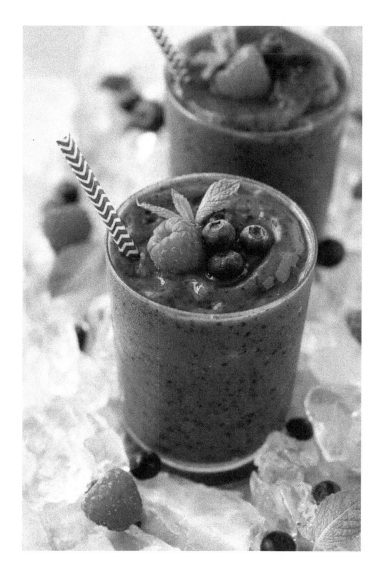

## 4. Batido de Frutas

(Listo en aproximadamente 2 minutos | Para 2 personas | Dificultad: Fácil)

Por porción: Kcal 186, Grasas: 2 g, Carbohidratos netos: 18 g, Proteínas: 23 g

**Ingredientes:**

- 1 taza de hielo

- 1 taza de agua fría

- 2 cucharadas de proteína de suero de leche con sabor a vainilla en polvo

- 8 oz. de jugo de coctel de frutas en lata

**Instrucciones:**

1. Licua todo hasta que quede homogéneo. Vierte en 2 vasos. Sirve y disfruta.

# 5. Batido de Proteínas de Bayas Mixtas

(Listo en aproximadamente 2 minutos | Para 2 personas | Dificultad: Fácil)

Por porción: Kcal 152, Grasas: 4 g, Carbohidratos netos: 13 g, Proteínas: 14 g

## Ingredientes:

- 1 cucharadita de potenciador líquido de sabor de frutos del bosque de Crystal Light®

- 1 taza de bayas mixtas frescas

- 2 cucharadas de proteína de suero en polvo

- 4 oz. de agua fría

- 2 cubos de hielo

- ½ taza de crema batida para cubrir

## Instrucciones:

1. Licua todos los ingredientes excepto la crema batida y la proteína en polvo.

2. Luego agrega la crema batida seguida de proteína en polvo. Vierte en 2 vasos. Sirve y disfruta.

# 6. Batido de Frutas de Melocotón Rico En Proteínas

(Listo en aproximadamente 2 minutos | Para 1 persona | Dificultad: Fácil)

Por ración: Kcal 132, Grasas: 0 g, Carbohidratos netos: 22 g, Proteínas: 10 g

## Ingredientes:

- 1 cucharada de azúcar

- 2 cucharadas de polvo de clara de huevo

- ½ taza de hielo

- ¾ taza de melocotones

## Instrucciones:

1. Primero licua el durazno, luego agrega los ingredientes restantes y procesa hasta que quede homogéneo.

# 7. Batido de Frutas de Fresa Rico en Proteínas

(Listo en aproximadamente 2 minutos | Para 1 persona | Dificultad: Fácil)

Por porción: Kcal 156, Grasas: 0 g, Carbohidratos netos: 23 g, Proteínas: 14 g

**Ingredientes:**

- 1 cucharada de azúcar

- ½ taza de claras de huevo líquidas pasteurizadas

- ¾ taza de fresas

- ½ taza de hielo

**Instrucciones:**

1. Primero licua las fresas, luego agrega los ingredientes restantes y procesa hasta que quede homogéneo.

# Capítulo 3: Meriendas y Acompañamientos

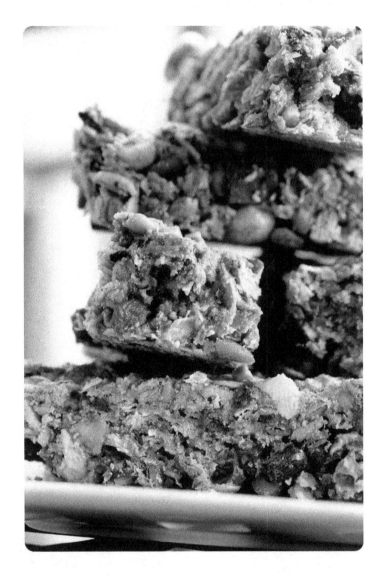

# 8. Barras de Proteínas Dulces y Nueces

(Listo en unos 20 minutos | Para 12 personas | Dificultad: Fácil)

Por porción: Kcal 283, Grasas: 13 g, Carbohidratos netos: 33 g, Proteínas: 7 g

## Ingredientes:

- ½ taza de almendras

- 2 ½ tazas de avena en hojuelas tostada

- ½ taza de semillas de lino

- ½ taza de miel

- ½ taza de mantequilla de maní

- 1 taza de cerezas secas

## Instrucciones:

1. Durante diez minutos o hasta que esté bien dorado, cocina la avena colocando las hojuelas sobre una bandeja para hornear en un horno a 350°F.

2. Mezcla con todos los ingredientes.

3. Una vez estén bien mezclados, en un plato de 9"x9" ligeramente aceitado, extiende la mezcla. Cubre y refrigera durante al menos 1 hora o toda la noche.

4. Corta las barras de proteína en los cuadrados necesarios y sirve.

## 9. Huevos Rellenos Celestiales

(Listo en unos 20 minutos | Para 4 personas | Dificultad: Fácil)

Por porción: Kcal 98, Grasas: 7 g, Carbohidratos netos: 2 g, Proteínas: 7 g

**Ingredientes:**

- 2 cucharadas de mayonesa ligera

- 4 huevos grandes pelados y duros

- ½ cucharadita de mostaza seca

- ¼ de cucharadita de pimienta negra

- ½ cucharadita de vinagre de cidra

- 1 cucharada de cebolla finamente picada

- Paprika (opcional)

**Instrucciones:**

1. Corta los huevos a lo largo en dos. Retira las yemas con cuidado y ponlas en un plato diminuto. Coloca la clara de huevo en una bandeja.
2. Tritura las yemas con el tenedor y añade la mostaza seca, la cebolla, el vinagre y la pimienta negra a la mezcla.
3. Rellena los huevos con la mezcla de yemas, amontonando suavemente.
4. Espolvorea paprika sobre los huevos rellenos (opcional) y cómelos.

# 10. Tapas de Tilapia Marinadas en Adobo

(Listo en unos 20 minutos | Para 12 personas | Dificultad: Fácil)

Por porción: Kcal 254, Grasas: 13 g, Carbohidratos netos: 20 g, Proteínas: 13 g

## Ingredientes:

- Aceite en aerosol antiadherente

- 48 envolturas wonton pequeñas

- 6 (3 oz.) Filetes de tilapia

## Salsa de adobo:

- 1 cucharada de orégano

- 3 cucharadas de Paprika española

- 1 cucharadita de hojuelas de pimienta

- 3 cucharadas de cilantro fresco picado

- ¼ taza de EVOO

- 1 cucharadita de pimienta negra

- ½ taza de vinagre de vino

## Mezcla de repollo:

- 4 tazas de repollo fresco rallado

- 1 cucharada de ajo fresco picado

- ¼ taza de hojas de cilantro

- ½ taza de mayonesa

- ¼ de taza de cebolletas verdes en rodajas

- ¼ de taza de jugo de limón

## Instrucciones:

1. Precalienta el horno a 400°F.
2. Combina con todos los ingredientes del adobo hasta que estén bien combinados y reserva.
3. Sumerge los filetes de pescado durante 30 minutos en media taza con salsa adobo.
4. Hornea ligeramente la bandeja de aceite y hornea el pescado a 400°F durante 15 minutos, dándole la vuelta a la mitad. Sácalo del horno y déjalo a un lado.

5. En un bol mediano, mezcla la mayonesa, la salsa de adobo sobrante, las cebolletas, el ajo y el cilantro hasta que estén bien integrados. Coloca el repollo y combina suavemente hasta que esté bien mezclado.

6. Usa aceite en aerosol para rociar una bandeja de mini muffins. Usa una sola envoltura de wonton para cubrir los moldes para muffins.

7. Hornea a 350°F durante 5 minutos, deja enfriar y retira los wontons crujientes de la bandeja.

8. Pon porciones iguales de pescado en los wontons (corta o divide en 48 porciones) y cúbrelas con cantidades iguales de ensalada. Espolvorea con hojas de cilantro y come.

# 11. Biscotti de Naranja y Canela

(Listo en unos 20 minutos | Para 18 personas |
Dificultad: Fácil)

Por porción: Kcal 149, Grasas: 6 g, Carbohidratos
netos: 21 g, Proteínas: 2 g

**Ingredientes:**

- ½ taza de mantequilla sin sal a temperatura ambiente

- 1 taza de azúcar

- 2 huevos

- 1 cucharadita de crema tártara

- 2 tazas de harina

- 2 cucharaditas de cáscara de naranja rallada

- 1 cucharadita de extracto de vainilla

- ¼ de cucharadita de sal

- ½ cucharadita de bicarbonato de sodio

- 1 cucharadita de canela molida

- Aceite en aerosol antiadherente

**Instrucciones:**

1. Precalienta el horno a 325°F.
2. Rocía con spray antiadherente en 2 bandejas para hornear.
3. En un recipiente grande, bate el azúcar y la mantequilla sin sal hasta que estén bien combinados.
4. Agrega los huevos uno a uno, batiendo bien.
5. Bate la cáscara de naranja y la vainilla.
6. En un recipiente mediano, combina la harina, la crema tártara, el bicarbonato de sodio, la sal y la canela.
7. A la mezcla de mantequilla, aplica los ingredientes secos y combina hasta que se mezclen.
8. Corta la masa en dos. Coloca cada parte en la hoja que se ha empaquetado. Dale a cada parte una forma de tronco de tres pulgadas de ancho y 3 cuartos de pulgada de largo con las manos enharinadas. Hornea

durante unos 35 minutos, hasta que los troncos de masa estén firmes al tacto.

9. Retira los troncos de masa del horno y deja enfriar durante 10 minutos.

10. Transfiere a un mesón. Corta diagonalmente en trozos de ½ pulgada de grosor utilizando un cuchillo dentado. En bandejas para hornear, coloca el lado cortado hacia afuera.

11. Hornea durante unos 12 minutos hasta que la base se dore.

12. Voltéalos; hornea por unos 12 minutos más, hasta que la base se dore.

13. Transfiere a una rejilla para enfriar y enfríe hasta servirlos.

# 12. Puré de Zanahorias y Jengibre

(Listo en unos 20 minutos | Para 3 personas | Dificultad: Fácil)

Por ración: Kcal 30, Grasas: 0 g, Carbohidratos netos: 5 g, Proteínas: 1 g

## Ingredientes:

- ½ cucharadita de jengibre fresco picado

- 2 tazas de zanahorias pequeñas

- ½ cucharadita de extracto de vainilla

- ½ cucharadita de miel

- ½ cucharadita de pimienta negra

## Instrucciones:

1. A fuego alto, cocina al vapor o hierve las zanahorias hasta que estén realmente suaves. Baja el fuego a fuego medio y usa un machacador de papas para triturar las zanahorias.

2. Pon el resto de los ingredientes (extracto de vainilla, miel, pimienta negra y jengibre) y mezcla hasta que quede bien mezclado.

## 13. Alitas de Pavo Barbacoa Frotadas en Seco

(Listo en unos 20 minutos | Para 7 personas | Dificultad: Fácil)

Por porción: Kcal 272, Grasas: 2 g, Carbohidratos netos: 45 g, Proteínas: 19 g

**Ingredientes:**

- 7 alitas de pavo enteras

**Frote de especias (barbacoa):**

- 1 cucharadita de pimienta negra

- 1 cucharadita de hojuelas de pimienta

- 14 cucharadas de salsa barbacoa baja en sodio

- 1 cucharadita de paprika ahumada

- 2 cucharaditas de ajo molido

- 1 taza de azúcar moreno

- 2 cucharaditas de hojuelas de cebolla deshidratadas

- 2 cucharaditas de chile en polvo

**Instrucciones:**

1. Precalienta el horno a 375°F.
2. Limpia las alas y perfora ambos lados con un tenedor.
3. Frota las alas con condimento generosamente, dejando 1 cucharada para luego.
4. Coloca las alas en una bandeja para hornear y asa durante treinta minutos, cubiertas con papel aluminio. Saca las alas del horno y retira el papel aluminio, voltéalas y asa durante 30 minutos más. Mezcla las alas con el resto del condimento y luego dale la vuelta.
5. Apaga el horno y deja que las alitas permanezcan unos 15 minutos en el horno, luego cómelas con salsa BBQ.

# Capítulo 4: Sopas

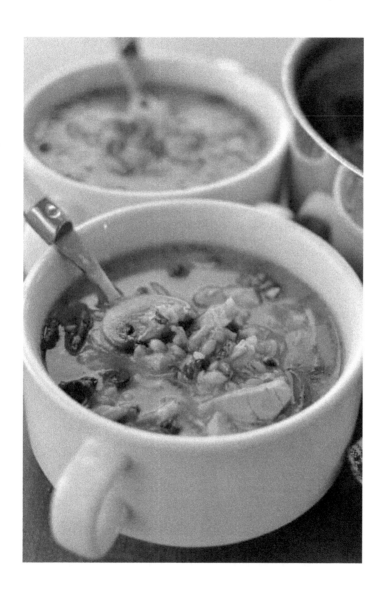

# 14. Sopa de Pavo, Arroz Salvaje y Champiñones

(Listo en unos 60 minutos | Para 6 personas | Dificultad: Media)

Por porción: Kcal 210, Grasas: 5 g, Carbohidratos netos: 13 g, Proteínas: 23 g

**Ingredientes:**

- ½ taza de pimiento morrón

- 2 dientes de ajo

- ½ cucharadita de sal

- ¼ de cucharadita de pimienta negra

- 2 tazas de pavo cocido

- 1 ½ cucharadita de de tomillo seco

- 5 tazas de caldo de pollo bajo en sodio

- ½ taza de arroz salvaje crudo de cocción rápida

- 1 cucharada de aceite de oliva

- ½ taza de zanahorias

- 4 oz. de champiñones enlatados en rodajas

- 2 hojas de laurel

- ¼ de cucharadita de mezcla de condimentos Hierbas Originales de Mrs. Dash®

- ½ taza de cebolla

**Instrucciones:**

1. Pica la cebolla, la zanahoria y el pimiento morrón. Pica el ajo. Desmenuza el pavo.

2. Lleva 1 3/4 tazas de caldo a fuego lento a fuego medio en una sartén; agrega el arroz a la sartén para una cocción rápida y continúa cocinando. Bájalo a fuego lento. Tapa y cocina durante 5 minutos o hasta que se haya consumido el líquido. Solo déjalo a un lado.

3. Calienta el aceite a fuego medio a alto en un horno holandés. Pon el pimiento, la cebolla, las zanahorias y el ajo. Saltea, revolviendo periódicamente.

4. Escurre las setas y límpialas, luego agrégalas a las verduras.

5. Transfiere las 3 1⁄4 tazas restantes de caldo, pavo, hojas de laurel, condimento de Mrs. Dash®, sal y pimienta, tomillo a la olla. Cocina hasta que esté completamente caliente, a veces revolviendo.

6. Añade las hojas de laurel y agrega el caldo con arroz salvaje cocido. Sirve inmediatamente.

# 15. Crema de champiñones Casera Apta para los Riñones

(Listo en unos 25 minutos | Para 2 personas | Dificultad: Fácil)

Por porción: Kcal 210, Grasas: 18 g, Carbohidratos netos: 9 g, Proteínas: 2 g

## Ingredientes:

- ½ taza de leche de almendras, sin azúcar

- 2 ½ cucharadas de harina

- ¼ de taza de cebolla finamente picada

- 3 cucharadas de mantequilla sin sal

- ¼ de taza de champiñones finamente picados

- ½ taza de caldo de pollo bajo en sodio

- Pimienta negra al gusto

- Una pizca de sal marina

## Instrucciones:

1. Derrite la mantequilla a fuego medio en una sartén de 10". Incorpora la cebolla y sofríe hasta que esté tierna.

2. Coloca los champiñones, mezcla y cocina a fuego lento durante unos cinco minutos aproximadamente. Espolvorea la harina sobre las verduras y cocina a fuego lento durante un par de minutos.

3. Bate la leche y el caldo y revuelve hasta que quede homogéneo. Lleva a ebullición y cocina unos cinco minutos hasta que espese.

# 16. Sopa de Verduras Apta para los Riñones

(Listo en unos 50 minutos | Para 10 personas | Dificultad: Media)

Por porción: Kcal 42, Grasas: 2 g, Carbohidratos netos: 6 g, Proteínas: 1 g

**Ingredientes:**

- 5 ½ oz. de zanahorias
- 4 ½ oz. de nabo
- 6 oz. de cebolla
- 1 lt. De agua
- 2 oz. de apio
- ¼ de cucharadita de pimienta negra
- 2 dientes de ajo grandes
- 1 cubo de caldo de pollo
- 1 hoja de laurel
- 1 cucharadita de tomillo fresco picado

- 1 cucharada de aceite de oliva

**Instrucciones:**

1. Pela y pica la zanahoria, la cebolla y el nabo (se puede requerir un procesador para acelerar el proceso de picado).
2. Pica finamente el apio y el ajo.
3. Pon en una olla grande el nabo y la zanahoria picados en trozos grandes y pon 4 veces su cantidad de agua. Cocina a fuego lento y cocina a fuego lento hasta que estén tiernos.
4. En una cacerola de base gruesa, calienta el aceite mientras se calientan los nabos y las zanahorias.
5. Agrega el ajo, la cebolla y el apio una vez que se caliente el aceite. Remueve con una cuchara.
6. Tapa la sartén y déjala hasta que los vegetales estén tiernos, a medio freír a fuego lento. Tardará unos quince minutos.
7. Periódicamente, agita la olla o destápala y revuelve y asegúrate de que nada se queme o se pegue.

8. Agrega el nabo cocido y la zanahoria cuando esté caliente y combina.

9. Crea caldo de pollo o verduras insertando un cubo de caldo de pollo o verduras con muy bajo contenido de sodio en un litro de agua hirviendo.

10. Vierte el caldo sobre la mezcla de verduras.

11. Aplica el tomillo y la hoja de laurel.

12. Sazona con pimienta.

13. Llévalo a ebullición y cocina durante treinta minutos (o hasta que las verduras estén cocidas) sin tapa.

14. Retira la hoja de laurel.

15. Licua el caldo hasta que esté cremoso, utilizando una licuadora o procesador.

16. Para un caldo relativamente delgado, se puede incluir más agua en este punto.

# Capítulo 5: Ensaladas y Aderezos

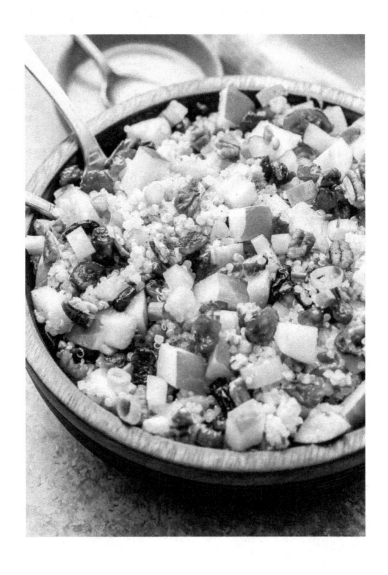

## 17. Ensalada de Arándanos y Manzana

(Listo en unos 20 minutos | Para 10 personas | Dificultad: Fácil)

Por porción: Kcal 64, Grasas: 0 g, Carbohidratos netos: 14 g, Proteínas: 0 g

**Ingredientes:**

- ¼ de taza de azúcar

- 4 manzanas medianas

- 1 cucharada de Produce Protector Fruit-Fresh®

- 1 taza de mini malvaviscos

- 2 ½ tazas de arándanos frescos

**Instrucciones:**

1. Pica los arándanos y la manzana, luego espolvorea la fruta fresca.

2. Agrega los malvaviscos y el azúcar y refrigere durante cuatro horas. Sirve y disfruta.

## 18. Ensalada de frutas cremosa

(Listo en unos 35 minutos | Para 14 personas | Dificultad: Fácil)

Por porción: Kcal 174, Grasas: 10 g, Carbohidratos netos: 17 g, Proteínas: 2 g

**Ingredientes:**

- 2 peras medianas frescas

- 1 ½ tazas de uvas verdes

- 2 manzanas medianas

- 1 cucharada de crema agria

- 15 oz. melocotones enlatados en almíbar

- 1 ½ tazas de fresas frescas

- ½ taza de bayas frescas

- 4 oz. de queso crema bajo en grasa

- 2 cucharadas de azúcar

- 1 ¼ taza de crema espesa

## Instrucciones:

1. Divide en trozos pequeños de peras, manzanas y melocotones. Divide las fresas en cuartos.

2. Coloca la fruta en cortada en un tazón grande. Solo deja a un lado.

3. Coloca el recipiente de metal de la batidora de mano y el batidor de metal en el refrigerador durante 15 a 30 minutos. En los recipientes fríos, pon la crema y bate hasta formar picos firmes.

4. Mezcla el queso crema, el azúcar y la crema agria en un recipiente mediano hasta que quede cremoso. Incorpora la crema batida suavemente cuando esté bien mezclada.

5. Vierte la combinación de queso crema sobre la fruta justo antes de comer, luego mezcla suavemente.

6. Coloca las bayas encima y sirve.

## 19. Ensalada Cremosa de Uvas

(Listo en unos 10 minutos | Para 16 personas | Dificultad: Fácil)

Por ración: Kcal 168, Grasas: 8 g, Carbohidratos netos: 21 g, Proteínas: 2 g

### Ingredientes:

- ½ taza de azúcar

- 8 oz. de queso crema bajo en grasa

- 3 lbs. de uvas sin semillas

- 8 oz. de crema agria

- 2 cucharaditas de extracto de vainilla

### Instrucciones:

1. Ablanda el queso crema y corta las uvas por la mitad.
2. Luego mezcla todos los ingredientes y déjalos enfriar antes de servir.

# 20. Ensalada de Frutas Festiva

(Listo en unos 5 minutos | Para 10 personas | Dificultad: Fácil)

Por porción: Kcal 179, Grasas: 3 g, Carbohidratos netos: 29 g, Proteínas: 8 g

**Ingredientes:**

- 8 oz. de crema batida

- 3 oz. de gelatina de lima

- 2 tazas de bocaditos de piña, enlatados en jugo

- 2 tazas de requesón

**Instrucciones:**

1. Mezcla el requesón con la gelatina.
2. Agrega la piña y la crema batida, luego mezcla ambas combinaciones.
3. Refrigera antes de servir.

## 21. Ensalada de Naranja y Piña Ambrosía

(Listo en unos 5 minutos | Para 4 personas | Dificultad: Fácil)

Por porción: Kcal 127, Grasas: 3 g, Carbohidratos netos: 23 g, Proteínas: 1 g

**Ingredientes:**

- 11 oz. mandarinas enlatadas

- 8 cerezas (marrasquino)

- ¼ taza de crema agria

- 2 cucharadas de hojuelas de coco

- ½ taza de mini malvaviscos

- 8 oz. de piña triturada enlatada en almíbar

**Instrucciones:**

1. En las naranjas y la piña escurridas, mezcla todos los ingredientes y deja enfriar por una noche en la nevera.

## 22. Ensalada Roja, Blanca y Azul

(Listo en unos 25 minutos | Para 24 personas | Dificultad: Fácil)

Por ración: Kcal 168, Grasas: 10 g, Carbohidratos netos: 17 g, Proteínas: 2 g

**Ingredientes:**

- 1 taza de nueces picadas

- 1 taza de nata para montar

- 1 taza de azúcar granulada

- 8 oz. de queso crema ablandado

- 1 taza de fresas parcialmente descongeladas

- 1 sobre de gelatina sin sabor

- 1 sobre pequeño de gelatina de fresa

- 1 sobre pequeño de gelatina de arándanos

## Instrucciones:

1. De acuerdo con las instrucciones de la caja, prepara la gelatina de arándanos.

2. Vierte la gelatina en una fuente de vidrio refractaria de 13"x9"x2" y deja enfriar hasta que cuaje.

3. Bate la crema y el azúcar en una taza mediana.

4. Adorna con queso crema y bate hasta que quede suave. Agrega las nueces.

5. En ½ taza de agua, disuelve la gelatina sin sabor. Incorpora la mezcla con el queso crema.

6. Coloca la gelatina de arándanos sobre la mezcla. Refrigera hasta que cuaje.

7. En 1 taza de agua caliente, agrega la gelatina de fresa. Utiliza el jugo para sustituir las fresas parcialmente descongeladas.

8. Vierte la combinación de fresas sobre una capa de queso crema. Refrigere hasta que cuaje.

9. Divide en bocados de 2–¼"x2".

# 23. Ensalada de Remolacha y Pepino

(Listo en unos 5 minutos | Para 6 personas | Dificultad: Fácil)

Por porción: Kcal 74, Grasas: 2 g, Carbohidratos netos: 11 g, Proteínas: 1 g

## Ingredientes:

- 2 cucharadas de Queso gorgonzola

- 4 cucharaditas de vinagre balsámico

- 15 oz. de remolacha en rodajas enlatada baja en sodio

- 2 cucharaditas de de aceite de canola

- 1 pepino

## Instrucciones:

1. Sobre las rodajas de remolacha en un plato para servir, coloca las rodajas de pepino.
2. Condimenta con aceite y vinagre, y al final pon queso encima.

## 24. Ensalada de Pepino y Rábano

(Listo en unos 25 minutos | Para 4 personas | Dificultad: Fácil)

Por ración: Kcal 60, Grasas: 4 g, Carbohidratos netos: 4 g, Proteínas: 1 g

**Ingredientes:**

- ½ cucharadita de pimienta negra

- 2 ramitas frescas de estragón

- ½ taza de crema agria light

- 12 rábanos rojos de gran tamaño

- 1 pepino grande

- 1 cucharadita de vinagre de vino

- 1 diente de ajo

## Instrucciones:

1. Tritura el ajo y corta el estragón en trozos. Corta el pepino y los rábanos en rodajas finas.
2. Combina el vinagre, el ajo, la crema agria y la pimienta negra en una taza para mezclar.
3. Mezcla la crema agria combinada con el pepino y los rábanos. Marina durante veinte minutos en la nevera hasta comer.
4. Divide la ensalada en cuatro tazones y añade el estragón hasta el final.

# Capítulo 6: Pescados y Mariscos

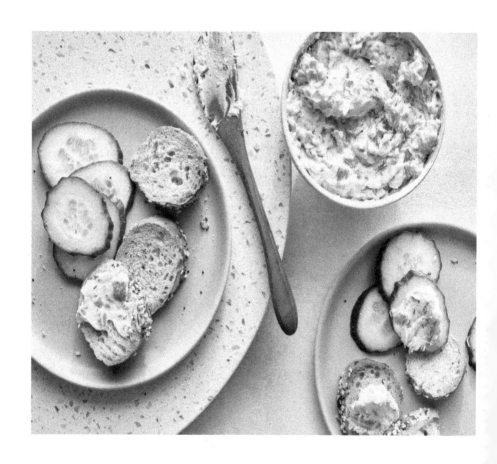

## 25. Dip Sabroso de Salmón Ahumado

(Listo en aproximadamente 55 minutos | Para 4 personas | Dificultad: Media)

Por porción: Kcal 133, Grasas: 9 g, Carbohidratos netos: 2 g, Proteínas: 10 g

**Ingredientes:**

- 2 cucharaditas de paprika ahumada

- 1 cucharadita de limón rallado

- 1 cucharadita de pimienta negra

- 1 cucharada de perejil fresco picado

- 1 taza de queso crema

- ¼ de taza de jugo de limón

- ¼ de taza de alcaparras

- 2 cucharadas de cebollas rojas finamente picadas

- 1 libra (4 piezas) de salmón fresco, deshuesado y sin piel

## Instrucciones:

1. Durante 4–6 minutos a fuego medio, pocha el salmón en dos tazas de agua y 1 cucharadita de paprika ahumada; la olla debe estar cerrada, pero no debe hervir. Por un mínimo de 30 minutos, retira y deja reposar.
2. Mezcla junto con los otros ingredientes hasta que quede bien integrado. Corta el salmón en trozos pequeños y agrégalo a la combinación de queso crema.
3. Enfría durante 20 a 30. Presenta con apio, zanahorias y chips de maíz o envuelto en una capa de lechuga iceberg.

# 26. Salteado de Tofu Crujiente

(Listo en unos 10 minutos | Para 4 personas |
Dificultad: Fácil)

Por porción: Kcal 400, Grasas: 16 g,
Carbohidratos netos: 42 g, Proteínas: 19 g

## Ingredientes:

- ½ taza de pan rallado, sin condimentar

- ½ pimiento rojo

- 1 diente de ajo

- 1 ½ cucharada de salsa de soja baja en
sodio

- 16 oz. de tofu, extra firme

- 1 ½ cucharada de jugo de lima

- 2 cucharaditas de azúcar

- 2 cucharadas de fécula de maíz

- 2 claras de huevo

- 1 ½ cucharada de aceite de canola

- 1/8 cucharadita de pimienta negra

- 1 cucharadita de condimento de mezcla de hierbas Mrs. Dash®

- 1/8 cucharadita de pimienta de cayena

- 1 taza de floretes de brócoli, frescos

- 1 cucharada de aceite de sésamo

- 2 tazas de arroz blanco al vapor

- ½ cucharadita de semillas de sésamo

**Instrucciones:**

1. Prepara el tofu cortado en cubos. Pica el pimiento morrón en trozos y los dientes de ajo.
2. En un bol hondo, mezcla el jugo de limón, la salsa de soja y el azúcar. Solo revuélvelo.
3. Pon las claras de huevo, la fécula de maíz y el pan rallado en tres tazas diferentes. Primero, sumerge los cubos de tofu en la fécula de maíz, luego las claras de huevo, y de último el pan rallado.

4. En una sartén, calienta el aceite de canola y saltea el tofu recubierto hasta que esté dorado y crujiente. Retira el tofu y reserva.

5. Agrega aceite de sésamo a la misma sartén. Y calienta. Fríe los trozos de brócoli y pimiento hasta que estén suaves y crujientes. Agrega Mrs. Dash®, ajo picado, pimienta negra y pimienta de cayena a la mezcla de especias y cocina a fuego lento durante un minuto.

6. Devuelve el tofu a la sartén y mézclalo con las verduras. Vierte la mezcla de jugo de soja-lima por encima, esparce y revuelve con las semillas de sésamo. Retira del fuego y reparte en 4 porciones. Sirve con 1/2 taza de arroz.

# 27. Abadejo a la Parrilla con Salsa de Pepino

(Listo en unos 15 minutos | Para 4 personas | Dificultad: Fácil)

Por porción: Kcal 126, Grasas: 1 g, Carbohidratos netos: 5 g, Proteínas: 22 g

**Ingredientes:**

- ½ taza de pepino

- 1 libra de eglefino fresco

- ¼ de taza de cebolla morada

- 1 diente de ajo

- ¼ taza de pimiento rojo

- ½ cucharadita de ajo en polvo

- 1 mazorca de maíz fresca pequeña

- ¼ de cucharadita de pimienta de cayena

- 3 cucharadas de cilantro fresco

- 4 ½ cucharadas de jugo de lima

- ½ cucharadita de cebolla en polvo

- ½ cucharadita de pimienta negra

**Instrucciones:**

1. Enciende el asador.
2. En una sartén, cocina las mazorcas de maíz limpias hasta que las marcas de la parrilla sean evidentes. Desgrana el maíz con un cuchillo.
3. Pela el pepino y córtalo en rodajas. Corta en dados el pimiento morrón, la cebolla; pela y pica el ajo; pica el cilantro.
4. Combina las cebollas, los pepinos, el ajo, la pimienta de cayena, el pimiento rojo, el maíz asado, el cilantro y 1 a 1/2 cucharadas de jugo de limón en una taza. Pon en la nevera y deja que se mezclen los sabores.
5. Corta los filetes de pescado en rodajas. Raja ligeramente los filetes con un cuchillo fino. Agrega el ajo en polvo, la pimienta y la cebolla en polvo para sazonar. Rocía ligeramente los filetes con las 3 cucharadas restantes de jugo de limón. Organízalo en

una fuente para hornear forrada de pergamino.

6. Coloca la bandeja para hornear en la parte de abajo del horno y cocina hasta que estén completamente cocidas o doradas. (La temperatura central del pescado puede alcanzar los 145°F).

## 28. Trucha al Horno o a la Parrilla

(Listo en unos 20 minutos | Para 8 personas | Dificultad: Fácil)

Por porción: Kcal 161, Grasas: 8 g, Carbohidratos netos: 0 g, Proteínas: 21 g

**Ingredientes:**

- 1 cucharada de aceite de cocina

- ½ cucharadita de sal

- ½ cucharadita de paprika

- 1 cucharadita de pimienta limón sin sal

- 2 libras de filetes de trucha arco iris

**Instrucciones:**

1. Precalienta el horno a 350°F.

2. Lava y seca los filetes. Frota con aceite suavemente.

3. Coloca el filete con la piel hacia abajo en una bandeja para hornear grande.

4. En una taza poco profunda, mezcla los condimentos. Espolvorea los filetes de pescado por igual.

5. Hornea por 15 minutos sin tapar, o hasta que los filetes de trucha se desmenucen rápidamente con un tenedor.

# Capítulo 7: Aves de Corral y Carne

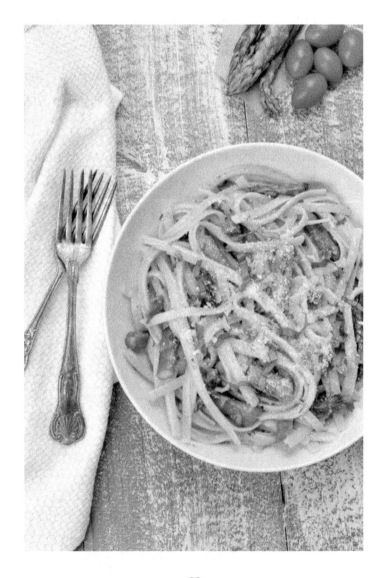

## 29. Espaguetis y Espárragos Carbonara

(Listo en unos 15 minutos | Para 6 personas | Dificultad: Fácil)

Por porción: Kcal 304, Grasas: 19 g, Carbohidratos netos: 22 g, Proteínas: 9 g

**Ingredientes:**

- 1 taza de cebollas frescas picadas

- 1 taza de crema espesa

- ½ taza de cebolletas frescas picadas

- 2 tazas de espárragos frescos picados

- ¼ taza de caldo de pollo, bajo en sodio

- 3 tazas de pasta cocida con fideos en espiral

- 1 huevo grande bien batido

- 3 cucharadas de Queso parmesano, rallado

- 2 cucharaditas de aceite de canola

- 1 cucharadita de pimienta negra molida gruesa

- 3 cucharadas de pedacitos de tocino

**Instrucciones:**

1. Calienta el aceite y saltea las cebollas en una sartén grande a fuego medio hasta que estén bien doradas.

2. Mientras tanto, combina el huevo y la leche en un tazón hasta que estén completamente combinados.

3. Baja el fuego a bajo y vierte la mezcla de crema sobre las cebollas, mezclando continuamente durante unos 4 a 6 minutos con una cuchara antes de que comience a espesar.

4. Agrega la pasta, el caldo, los espárragos y la pimienta negra y mezcla por otros 3 minutos o hasta que esté completamente caliente.

5. Apagar el fuego y viértelo en la fuente para servir con la carbonara. Cubre y sirve con trocitos de tocino, cebolletas y queso.

# 30. Cerdo Desmenuzado al Estilo Hawaiano Cocido a Fuego Lento

(Listo en unos 20 minutos | Para 16 personas | Dificultad: Fácil)

Por porción: Kcal 285, Grasas: 21 g, Carbohidratos netos: 1 g, Proteínas: 20 g

**Ingredientes:**

- 4 libras de cerdo asado

- ½ cucharadita de pimienta negra

- ½ cucharadita de paprika

- 1 cucharadita de cebolla en polvo

- Rábanos en escabeche o cebollas rojas para decorar

- ½ cucharadita de polvo de ajo

- 2 cucharadas de humo liquido

**Instrucciones:**

1. En un tazón poco profundo, mezcla la paprika, la pimienta negra, el ajo en polvo y la cebolla.

2. Frota ambos lados del cerdo con la mezcla de especias. Pon la carne de cerdo en una olla de cocción lenta. Espolvorea el humo del líquido.

3. Para medir ¼–½" de profundidad, agrega abundante agua a la olla de cocción lenta. Cocina durante 4 a 5 horas a temperatura alta.

4. Utiliza dos tenedores para separar la carne de cerdo del líquido de cocción y desguazar la carne y sirve.

# 31. Pierna de Cordero Asada con Costra de Hierbas

(Listo en aproximadamente 2 horas 30 minutos | Para 12 personas | Dificultad: Difícil)

Por porción: Kcal 292, Grasas: 20 g, Carbohidratos netos: 2 g, Proteínas: 24 g

**Ingredientes:**

- 1 cucharada de curry en polvo

- ½ cucharadita de pimienta negra

- 3 cucharadas jugo de limón

- ½ taza de vermú seco

- 2 dientes de ajo picados

- 1 taza de cebollas en rodajas

- 1 (4 lb.) pierna de cordero

## Instrucciones:

1. Precalienta el horno a 400°F.

2. Pon las patas de cordero en la fuente para asar. Añade la cucharadita de jugo de limón.

3. Usa 2 cucharaditas de jugo de limón y el resto del condimento para crear la pasta. Frota la pasta en cordero.

4. Asa el cordero durante 30 minutos en el horno a 400°F.

5. Escurre la grasa y añade la cebolla y el vermut.

6. Reduce el fuego a 325°F y cocina a fuego lento durante 1¾–2 horas más. Rocía la pierna de cordero con regularidad. Retira del horno cuando la temperatura central alcance los 145°F y deja enfriar tres minutos antes de servir.

# 32. Lomo de Cerdo con Costra de Hierbas

(Listo en unos 50 minutos | Para 14 personas | Dificultad: Media)

Por porción: Kcal 224, Grasas: 13 g, Carbohidratos netos: 1 g, Proteínas: 24 g

**Ingredientes:**

- 2 cucharadas de salsa de soja baja en sodio

- 2 cucharadas de semilla de eneldo

- 2 cucharadas de semillas de hinojo

- 2 cucharadas de semilla de anís

- 2 cucharadas de semillas de alcaravea

- 3½ lb. de lomo asado deshuesado

## Instrucciones:

1. Unta la salsa de soja sobre la carne hasta que todo esté cubierto.

2. Mezcla el hinojo, las semillas de eneldo, las semillas de anís y la alcaravea en la bandeja para hornear de 13"x10"x1". Cubre el asado de cerdo con semillas. Cubre la carne con papel aluminio; ponlo en el refrigerador por un mínimo de 2 horas o más.

3. Precalienta el horno a 325°F y retira el papel aluminio. En una asadera ancha y profunda, coloca la carne grasa boca arriba en la parrilla. Inserta el termómetro para carnes de manera que la punta esté en el medio de la sección más gruesa.

4. En la bandeja para hornear, asa el lomo de cerdo durante 35–40 minutos/lb. Cuando se termine de asar, el termómetro para carnes puede registrar 145°F. Deja reposar 3 minutos. Sirve una rebanada.

# 33. Cazuela de Pan de Maíz con Chile

(Listo en unos 65 minutos | Para 8 personas | Dificultad: Media)

Por porción: Kcal 392, Grasas: 21 g, Carbohidratos netos: 30 g, Proteínas: 17 g

**Ingredientes:**

**Chile:**

- ½ taza de cebollas picadas

- 1 cucharada de ajo en polvo

- ¼ de taza de apio cortado en cubitos

- 2 cucharadas de chiles jalapeños picados

- 1 libra de carne picada

- 1 taza de queso cheddar rallado

- ½ taza de pimientos verdes o rojos picados

- 1 cucharada de chile en polvo

- ¼ de taza de agua

- 2 cucharadas de hojuelas de cebolla, secas

- 1 cucharada de comino

- 1 cucharadita de pimienta negra

- ½ taza de salsa de tomate sin sal

- ¼ de taza de salsa Worcestershire baja en sodio

- 1 taza de frijoles rojos escurridos y enjuagados

## Pan de maíz:

- ¾ taza de harina

- ¾ taza de leche

- ½ cucharadita de crema tártara

- ½ taza de azúcar

- ¼ de cucharadita de bicarbonato de sodio

- 1 huevo

- 1½ cucharada de mantequilla derretida y sin sal

- ¼ taza de aceite de canola

- ¼ taza de harina de maíz

## Instrucciones:

1. Dora la carne molida en una cacerola ancha, con apio, cebollas, pimientos morrones y jalapeños. Escurra un poco de aceite en abundancia. Agrega el ajo en polvo, las hojuelas de cebolla, el chile en polvo, el comino, la salsa de tomate, la pimienta negra, la salsa Worcestershire, el agua y los frijoles. Por 10 minutos más, cocina. Retira del fuego y vierte en una bandeja para hornear que mida 9"x9" y luego coloca el queso en capas.

2. Mezcla la harina de maíz, la pasta, el bicarbonato de sodio, la crema tártara y el azúcar en un plato mediano.

3. Coloca la mantequilla derretida, el huevo, la leche y el aceite en una taza pequeña. Agrega la mezcla de harina y la mezcla de huevo (es posible que veas algunas burbujas, lo cual está bien, no batas).

4. Vierte la mezcla sobre el chile y hornea sin tapar por 25 minutos, luego tapado a 350°F por 20 minutos y luego apaga el horno y deja reposar por 5 minutos.

## 34. Pollo al Limón Cocido a Fuego Lento

(Listo en aproximadamente 5 horas 40 minutos | Para 4 personas | Dificultad: Difícil)

Por porción: Kcal 197, Grasas: 9 g, Carbohidratos netos: 1 g, Proteínas: 26 g

**Ingredientes:**

- ¼ de cucharadita de pimienta negra

- 2 cucharadas de mantequilla sin sal

- ¼ de taza de agua

- 1 cucharadita de albahaca fresca picada

- 1 libra de pechuga de pollo deshuesada y sin piel

- 1 cucharada de jugo de limón

- ¼ taza de caldo de pollo bajo en sodio

- 2 dientes de ajo picados

- 1 cucharadita de orégano seco

**Instrucciones:**

1. En un bol vacío, combina el orégano y la pimienta. Frota el pollo con la mezcla.

2. En una sartén mediana a fuego medio, derrite la mantequilla. En la mantequilla derretida, cocina el pollo y luego pon la carne a la olla de cocción lenta.

3. En la sartén, agrega el agua, el caldo de pollo, el ajo y el jugo de limón. Ponlo a hervir a fuego lento, para que los trozos dorados se suelten de la sartén. Agrega el pollo.

4. Tapa, programa la olla de cocción lenta durante 2 ½ horas a temperatura alta o 5 horas a temperatura baja.

5. Combina la albahaca y rocía el pollo. Cocina durante 15 a 30 minutos más, tapado o hasta que el pollo esté listo.

## 35. Chuletas de Cerdo Asadas y Verduras Salteadas

(Listo en aproximadamente 1 hora 30 minutos | Para 6 personas | Dificultad: Media)

Por ración: Kcal 464, Grasas: 28 g, Carbohidratos netos: 24 g, Proteínas: 27 g

**Ingredientes:**

**Chuletas de cerdo asadas:**

- 1 cucharada de pimienta negra

- ½ taza de aceite de canola

- 2 cucharaditas de paprika

- 1 ½ tazas de cebollas frescas en rodajas

- 2 cucharaditas de cebolla en polvo

- 2 cucharaditas de ajo en polvo

- ½ taza de cebolletas frescas en rodajas

- 1 taza + 2 cucharadas de harina

- 6 chuletas de cerdo con hueso y cortadas al centro

- 2 tazas de caldo de res bajo en sodio

**Verduras Salteadas:**

- 8 tazas de col verde fresca, blanqueada y picada

- 2 cucharadas de aceite de oliva

- 1 cucharada de mantequilla sin sal

- ¼ de taza de cebollas finamente picadas

- 1 cucharada de ajo fresco picado

- 1 cucharadita de hojuelas de pimienta, trituradas

- 1 cucharadita de pimienta negra

- 1 cucharadita de vinagre (opcional)

**Instrucciones:**

1. Precalienta el horno a 350°F.

## Chuletas de cerdo:

1. Mezcla la paprika, la pimienta negra, la cebolla en polvo y el ajo. Sazona todas las partes de las chuletas de cerdo con la mitad de la mezcla y espolvorea la segunda mitad con 1 taza de harina.

2. Guarda 2 cucharadas de la mezcla de harina para después.

3. Cubre las chuletas de cerdo ligeramente con harina.

4. Calienta el aceite en una olla grande.

5. Cocina las chuletas de cerdo por todos lados durante 2 a 4 minutos o hasta que estén crujientes. Sácalo de la sartén y vierte todo menos 2 cucharaditas de aceite.

6. Cocina las cebollas durante unos 4–6 minutos, hasta que estén transparentes. Agrega 2 cucharaditas de la harina retenida y mezcla bien durante aproximadamente 1 minuto con las cebollas.

7. Agrega el caldo de carne de manera constante y mezcla hasta que espese.

8. Vuelve a colocar las chuletas de cerdo en la sartén y cúbrelas con salsa. Cubre con

papel aluminio y hornea en el horno a 350°F durante un mínimo de 30 a 45 minutos.

9. Retira del horno y deja reposar antes de servir durante al menos 10 minutos.

## Verduras Salteadas:

1. Coloca las verduras en la olla en la estufa con agua hirviendo durante 30 segundos para blanquear las verduras.

2. Cuela el agua hirviendo y muévela fácilmente a un recipiente preparado con agua y hielo.

3. Deja que las verduras se enfríen, luego tamiza y seca, luego reserva.

4. Calienta el aceite y la mantequilla juntos en una cacerola ancha a fuego medio-alto. Agrega el ajo y la cebolla y cocina a fuego lento durante unos 4-6 minutos, hasta que estén doradas.

5. Coloca las hojas de berza y la pimienta roja y negra, luego cocina a fuego alto durante 5–8 minutos, revolviendo continuamente.

6. Apaga el fuego; aplica, si es necesario, vinagre y revuelve.

## 36. Pollo Crujiente con Hierbas de Limón

(Listo en unos 20 minutos | Para 4 personas | Dificultad: Fácil)

Por porción: Kcal 277, Grasas: 16 g, Carbohidratos netos: 11 g, Proteínas: 22 g

**Ingredientes:**

- 6 (2 oz.) filetes de pollo

- 4 cucharadas de mantequilla fría sin sal

- 1 cucharada de tomillo fresco picado

- ½ taza de pan rallado

- ¼ de taza de jugo de limón

- 3 cucharadas de agua

- 1 limón rallado

- 2 yemas de huevo

- 1 cucharada de albahaca fresca picada

- 1 cucharada de orégano fresco picado

**Instrucciones:**

1. A fuego medio-bajo, precalienta 2 cucharadas de mantequilla.
2. Aplica 1 ralladura de limón y 1/2 de hierbas al pan rallado y reserva el resto para la salsa de limón.
3. Bate la yema de un huevo con 1 cucharada de agua.
4. Envuelve los filetes de pollo con papel transparente de cocina y golpea hasta que estén finos, pero no rasgados.
5. Sumerge el pollo en la mezcla de huevo y luego en la mezcla de pan rallado. Reserva para más tarde.
6. A presión media, precalienta 2 cucharadas de mantequilla.

7. Coloca el pollo empanizado sobre la fuente para hornear.

8. Cocina el pollo por ambos lados durante unos 2–3 minutos.

9. Saca el pollo y colócalo en la bandeja para hornear para que repose. Agrega las hierbas restantes y el jugo de limón a la misma sartén y cocina hasta que hierva a fuego lento.

10. Apaga el fuego; incorpora a la salsa las 2 cucharadas restantes de mantequilla, revolviendo vigorosamente.

11. Corta el pollo.

12. En una charola, pon el pollo en rodajas, vierte la salsa por encima y añade las guarniciones.

# 37. Buen Pollo Ahumado con Salsa de Mostaza

(Listo en unos 15 minutos | Para 8 personas | Dificultad: Fácil)

Por porción: Kcal 361, Grasas: 23 g, Carbohidratos netos: 8 g, Proteínas: 28 g

**Ingredientes:**

- ¼ de taza de chalotas, cortadas en cubitos

- 1 cucharada de base de pollo baja en sodio

- 2 libras de pechuga de pollo, en rodajas finas

- ¼ de taza de cebolletas frescas picadas

- ½ taza de harina

- ½ barra de mantequilla sin sal en cubos y fría

- 2 tazas de caldo de pollo bajo en sodio

- ½ taza de aceite de canola

- 2 cucharadas de mostaza marrón

## Condimentos:

- 1 cucharada de paprika ahumada

- ½ cucharadita de condimento italiano

- 1 cucharada de perejil seco

- ½ cucharadita de pimienta negra

## Instrucciones:

1. En un tazón pequeño, mezcla el condimento italiano, la pimienta, el perejil y la paprika.
2. Espolvorea una parte sobre la pechuga del pollo y aplica el resto al arroz.
3. Calienta el aceite a fuego medio-alto en una sartén grande.
4. Retira y reserva 3 cucharadas de arroz preparado.
5. Agrega el pollo a la mezcla de harina restante y saltee por 2 a 3 minutos.
6. Retira el pollo y déjalo a un lado para que descanse en una bandeja. Agrega los

chalotes y cocina a fuego lento hasta que estén ligeramente translúcidos; extrae todo excepto unas pocas cucharadas de aceite.

7. Bate hasta que quede una mezcla homogénea con la harina y continúa introduciendo caldo de manera constante mientras se procede a batir. Baja el fuego, luego mezcla el caldo de pollo, la mostaza y la mantequilla sin sal después de cinco minutos de cocción a fuego medio.

8. Apaga el fuego y transfiere el pollo y todo el jugo a la sartén del plato y revuelve. Sirve con cebolletas y decora.

## 38. Más Fácil que el Pastel de Carne de Tu Mamá

(Listo en unos 40 minutos | Para 4 personas | Dificultad: Media)

Por ración: Kcal 367, Grasas: 23 g, Carbohidratos netos: 13 g, Proteínas: 25 g

**Ingredientes:**

- 2 cucharadas de mayonesa

- 1 huevo bien batido

- ½ taza de pan rallado

- 1 libra 85% de carne de res magra picada o pavo picado

**Condimentos:**

- ½ cucharadita de hojuelas de pimienta

- 1 cucharadita de cebolla en polvo

- 1 cucharada de salsa Worcestershire baja en sodio

- 1 cucharadita de Base de res baja en sodio

- 1 cucharadita de polvo de ajo

**Instrucciones:**

1. Precalienta el horno a 375°F.

2. En un plato mediano, combina todos los ingredientes (excepto la carne picada o el pavo) hasta que estén bien mezclados. Mezcle e incluya carne de res o pavo picada.

3. Coloca la mezcla en un molde para pastel de carne o en forma de pastel de carne o dale la forma de 2 panes de carne separados y colócalos en una bandeja para hornear ancha.

4. Cubre y hornea con papel aluminio durante 20 minutos, luego retira el papel aluminio y cocina durante unos 5 minutos más. Apaga el horno y déjalo reposar durante 10 minutos en el horno antes de retirarlo y servirlo.

# 39. Chuletas de Cerdo a la Parrilla Picantes con Glaseado de Melocotón

(Listo en unos 20 minutos | Para 8 personas | Dificultad: Fácil)

Por porción: Kcal 357, Grasas: 18 g, Carbohidratos netos: 27 g, Proteínas: 23 g

**Ingredientes:**

- ¼ de taza de jugo de lima

- 1 taza de melocotón en conserva

- ½ cucharadita de hojuelas de pimienta

- 2 cucharadas de cilantro

- 1 cucharadita de paprika ahumada

- 1 lima rallada

- 1 cucharada de salsa de soja baja en sodio

- ¼ taza de aceite de oliva

- 2 cucharaditas de hojuelas de cebolla, secas

- ½ cucharadita de pimienta negra

- 8 (4 oz.) De chuletas de cerdo deshuesadas, cortadas al centro

**Instrucciones:**

1. Cocina a la parrilla o cambie a un ajuste alto en la red eléctrica.
2. En una taza pequeña, combina todos los ingredientes (excepto las chuletas de cerdo) hasta que estén bien combinados.
3. Toma una cuarta parte de la mezcla y reserva, y coloca el adobo restante de chuletas de cerdo en una bolsa ziploc y rocía durante cuatro horas.
4. Asa las chuletas de cerdo con cada mano durante 6 a 8 minutos.
5. Glasea una vez más antes de sacarlo de la parrilla y deja reposar en la fuente de 7 a 10 minutos antes de servir.

# 40. Albóndigas de Pollo y Ñoquis

(Listo en unos 50 minutos | Para 10 personas | Dificultad: Media)

Por porción: Kcal 362, Grasas: 10 g, Carbohidratos netos: 36 g, Proteínas: 28 g

**Ingredientes:**

- 1 libra de ñoquis comprados en la tienda

- ½ taza de zanahorias frescas finamente picadas

- ¼ taza de aceite de oliva

- 1 cucharada de base de pollo baja en sodio

- ¼ taza de perejil fresco picado

- 6 tazas de caldo de pollo reducido en sodio

- ½ taza de cebollas frescas finamente picadas

- 1 cucharadita de condimento italiano

- ½ taza de apio fresco finamente picado

- 1 cucharadita de pimienta negra

- 2 libras de pechuga de pollo

**Instrucciones:**

1. Pon la olla en el fuego, agrega el aceite.
2. Pon el pollo con aceite caliente, luego dora por ambos lados hasta que esté dorado.
3. Pon el apio, las cebollas y las zanahorias con el pollo y cocina a fuego lento hasta que estén transparentes. Coloca el caldo de pollo y déjalo cocinar durante 20–30 minutos a fuego alto.
4. Aplica la pimienta negra, el caldo de pollo y el condimento italiano, luego baja el fuego; revuelve. Agrega los ñoquis y cocina, revolviendo continuamente, durante 15 minutos.
5. Retira del fuego, agrega el perejil y come.

# Capítulo 8: Vegetariano

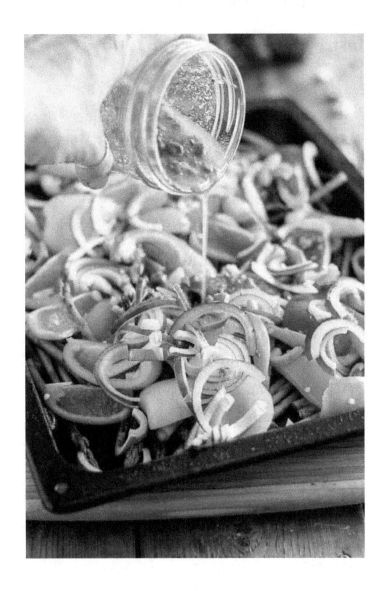

# 41. Mezcla de Repollo, Cebolla y Pimiento Dulce

(Listo en unos 10 minutos | Para 4 personas | Dificultad: Fácil)

Por porción: Kcal 70, Grasas: 4 g, Carbohidratos netos: 6 g, Proteínas: 1 g

**Ingredientes:**

- ½ taza de cebollas frescas picadas

- 1 ½ cucharadita de pimienta

- 2 tazas de repollo fresco rallado

- 1 ½ cucharadita de mostaza de Dijon

- 3 cucharadas de vinagre blanco

- 1 cucharada de aceite de canola

- 1 ½ cucharadita de azúcar morena

- ½ taza fresca de cada pimiento morrón amarillo, rojo y verde

**Instrucciones:**

1. Corta los pimientos morrones en tiras finas de 2 pulgadas de largo.

2. Combina los pimientos morrones, el repollo y la cebolla en una sartén antiadherente grande y mezcla suavemente.

3. En una sartén, mezcla el vinagre y los ingredientes sobrantes, cubre firmemente y agita vigorosamente.

4. Agrega la mezcla de verduras, revolviendo suavemente.

5. Saltea hasta que el repollo se ablande a fuego medio y mezcla regularmente.

# 42. Vindaloo de Verduras Picantes con Naan

(Listo en unos 10 minutos | Para 6 personas | Dificultad: Fácil)

Por porción: Kcal 306, Grasas: 14 g, Carbohidratos netos: 31 g, Proteínas: 11 g

**Ingredientes:**

- 1 taza de quínoa cocida

- ¼ de taza de coliflor

- 2 cucharadas de aceite de mostaza

- 2 chalotas picadas

- ¼ taza de calabacín cortado en cubitos

- ½ taza de pimientos rojos y verdes mezclados en cubitos

- ¼ taza de berenjena pelada y cortada en cubitos

- ½ taza de paneer

- 2 cucharadas de jugo de lima

- 4 a 6 panes naan pequeños

- 2 cucharadas de cilantro fresco picado

**Mezcla de condimentos:**

- ½ cucharadita de cúrcuma

- ¼ de cucharadita de Jengibre molido

- ½ cucharadita de comino molido

- Para decorar: rodajas de lima y 2 cucharadas de crema agria

- ¼ de cucharadita de canela en polvo

- ½ cucharadita de hojuelas de pimienta en polvo de chile rojo

- ¼ de cucharadita de clavo de olor picado

- 2 cucharaditas de polvo de curry

## Instrucciones:

1. Cocina la quínoa de acuerdo con las instrucciones de la caja.
2. Prepara la mezcla de condimentos secos.
3. Calienta el aceite a fuego medio-alto en una sartén amplia, luego pon la coliflor, el calabacín, la berenjena, las chalotas y los pimientos combinados y saltea durante 3 minutos. Las verduras deben estar ligeramente transparentes y crujientes. Aplica la combinación de condimentos y bate hasta que se mezcle.
4. Mezcla la quínoa preparada, el cilantro, el jugo de lima y el queso y apaga el horno.
5. Ya sea caliente o frío, sirve.

## 43. Macarrones con "Queso" de Calabaza

(Listo en unos 15 minutos | Para 5 personas | Dificultad: Fácil)

Por porción: Kcal 473, Grasas: 21 g, Carbohidratos netos: 51 g, Proteínas: 13 g

**Ingredientes:**

**Salsa de queso**

- 2 cucharadas de aceite de aguacate

- 1 zanahoria grande, picada y pelada

- 3 dientes de ajo picados

- ½ taza de caldo de verduras, bajo en sodio

- ½ taza de anacardos crudos y remojados

- 1 ½ cucharadita de mostaza de Dijon

- 1 cebolla mediana, picada

- 1 taza de puré de calabaza enlatado

- 10 oz. de pasta de macarrones sin cocer, sin gluten

- ¼ de cucharadita sal

- ¼ taza de levadura nutricional

- 1 cucharadita de paprika ahumada

- ¼ de cucharadita de pimienta

**Pan rallado de almendras para cubrir:**

- 1/8 cucharadita de sal

- ½ cucharadita de polvo de ajo

- ½ cucharadita de cebolla en polvo

- ½ taza de almendras

**Instrucciones:**

1. Durante aproximadamente 1 hora, remoja los anacardos en agua caliente hasta que se ablanden, luego escurre. Si usas una licuadora fuerte, omite esta etapa.

2. Crea salsa de calabaza: Calienta el aceite de aguacate a fuego medio en una cacerola poco

profunda. Coloca el ajo y las cebollas y cocina hasta que estén fragantes y casi transparentes, revolviendo así cada 3 a 5 minutos, teniendo cuidado de no quemar el ajo. Después de esto, agrega las zanahorias en rodajas y el caldo de verduras y cocina por otros cinco minutos hasta que las zanahorias se ablanden.

3. Junto con los anacardos colados y el puré de calabaza, agrega la combinación de zanahoria, ajo y cebolla en un procesador de alimentos: mezcla hasta que quede cremoso. Agrega la levadura, paprika ahumada, mostaza de Dijon, sal y pimienta; mezcla nuevamente y sazona.

4. Cocción de la pasta: Lleva el agua a hervir en una olla grande e incorpora los macarrones secos. Cocina la pasta el tiempo de cocción sugerido en la guía de la caja.

5. Cuando la pasta esté cocida, escúrrela y vuelve a colocarla en la sartén. En la misma olla, vierte la crema de calabaza y cocina a fuego lento hasta que esté caliente.

# Capítulo 9: Postres

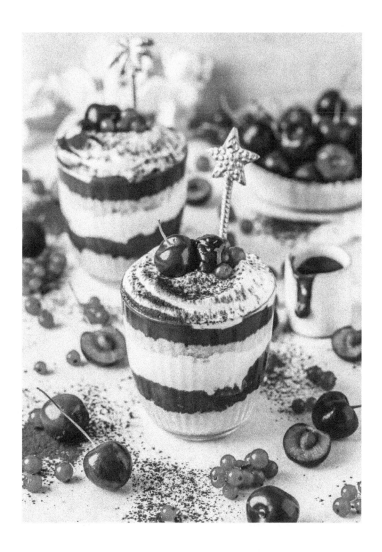

## 44. Copa de Capa de Bandera de Gelatina del Día de la Independencia

(Listo en aproximadamente 5 horas | Para 16 personas | Dificultad: Difícil)

Por porción: Kcal 230, Grasas: 3 g, Carbohidratos netos: 47 g, Proteínas: 4 g

**Ingredientes:**

- 2 (6 oz.) cajas de gelatina Jell-O® roja de cualquier sabor

- 7 ½ taza de agua hirviendo

- 1 (6 oz.) caja de gelatina Jell-O® sabor limón

- 2 (6 oz.) caja de gelatina Jell-O® azul de cualquier sabor

- 1 paquete de arándanos, pequeño

- 1 (16 oz) de crema batida no láctea, descongelada

- 3 ¾ taza de jugo de piña refrigerado

**Instrucciones:**

1. Rocía una sartén de 13"x9" con papel antiadherente.

2. Prepara la gelatina roja. Agrega 3 tazas de agua hirviendo en gelatina roja en un recipiente grande durante unos 2 minutos.

3. Agrega 1 ½ tazas de jugo de piña frío hasta que se mezcle bien. Vierte en el molde de 13"x9".

4. Ponlo en el refrigerador durante 1 hora.

5. Prepara la gelatina de limón. Para esto, lava el tazón grande o usa uno nuevo. No querrás mezclar los colores. Mezcla 1 ½ taza de agua hirviendo con la gelatina sabor a limón en el recipiente.

6. Agrega ¾ de taza de jugo de piña frío hasta que se mezcle bien. En un recipiente, pon en el refrigerador, la gelatina sabor a limón durante 30 minutos. La gelatina puede espesarse por esto, pero no completamente. La textura de la gelatina de limón debe ser como la de la clara de huevo.

7. Añade la densa gelatina de limón en el recipiente con 8 oz. de cool whip (Crema batida). Además de ofrecerle un buen sabor y textura, esto volvería la gelatina blanca. Vierte la mezcla sobre la gelatina roja.

8. Refrigera durante 30 minutos más.

9. Prepara la gelatina azul. Agrega la gelatina azul en 3 tazas de agua caliente.

10. Agrega 1 ½ taza de jugo de piña frío hasta que se mezcle bien. Agrega la gelatina lista en un recipiente.

11. Refrigera durante la noche o durante 3 horas.

12. Pasando un cuchillo de pan por los bordes, retira la gelatina del recipiente. Cambia la gelatina a un plato para servir con cuidado.

13. Recorta los extremos de la gelatina con el cuchillo grande y afilado para tener un aspecto más limpio, parecido a una bandera.

14. Diseña la esquina superior izquierda con un diseño cuadrado con arándanos. Luego, crea las

líneas blancas. Llena una manga pastelera y forma líneas en forma de bandera alrededor de la gelatina usando una crema no láctea.

## 45. Pastel de Manzana de la Cosecha con Salsa de Yogur de Canela

(Listo en unos 60 minutos | Para 12 personas | Dificultad: Media)

Por porción: Kcal 186, Grasas: 6 g, Carbohidratos netos: 29 g, Proteínas: 4 g

**Ingredientes:**

- 1 cucharadita de bicarbonato de sodio

- ¾ taza de harina

- ¾ taza de harina integral

- ½ cucharadita de sal

- 1 cucharadita de canela

- ¼ de cucharadita de polvo de clavo

- ¼ de cucharadita de jengibre

- 1 taza de azúcar compacta, marrón claro

- 2 tazas de manzanas doradas sin pelar, picadas

## Instrucciones:

1. Mezcla el azúcar con ¾ manzanas y guarda durante 45 min.
2. Revuelve ligeramente batidos 2 huevos, ¼ de taza de aceite vegetal y 1 cucharadita de vainilla en la mezcla de manzanas.
3. En la mezcla de harina, agrega las manzanas sobrantes y revuelve bien.
4. En una sartén engrasada y enharinada, hornea la mezcla durante unos 40 minutos a 350°F. Luego enfría durante unos diez minutos y mezcla con el azúcar. Con el bizcocho, prepara la mezcla de yogur con 1 ½ cucharadita de canela y yogur natural.

# 46. Galletas de Caramelo Rellenas de Caramelo, Pegajosas

(Listo en unos 25 minutos | Para 8 personas | Dificultad: Fácil)

Por porción: Kcal 210, Grasas: 9 g, Carbohidratos netos: 30 g, Proteínas: 2 g

**Ingredientes:**

- 1 taza de azúcar moreno

- ½ cucharadita de levadura en polvo

- 2 cucharaditas de extracto de vainilla

- 1 huevo grande

- ½ cucharadita de bicarbonato de sodio

- 3 cucharadas azúcar granulada

- ½ bolsa de cubitos de caramelo

- 1 ¾ taza de harina para todo uso

- 1 ½ taza de bocados de caramelo

- ½ taza de margarina sin sal

## Instrucciones:

1. Precalienta el horno a 350°C.

2. Usando una licuadora de inmersión, bate la mantequilla con azúcar a velocidad media hasta que quede homogénea.

3. Bate la esencia de vainilla y el huevo durante los siguientes 30 segundos.

4. Tamiza los ingredientes secos en un bol y bate la mezcla de mantequilla durante unos 15 segundos a un nivel bajo. Agrega las chispas de caramelo.

5. Añade la masa para galletas sobre una bandeja para galletas engrasada aproximadamente a 3 pulgadas de distancia con 1 cucharada de helado. Pon en el medio un cuadrado de caramelo y termina con otra cucharada de masa.

6. Envuélvelos en la mano hasta formar una bola uniforme.

7. Cocina durante unos 12 minutos o hasta que esté bien dorado alrededor de los bordes. Como la mayoría de los tipos de galletas, las galletas se mantendrán algo densas y no espaciadas.

# 47. Pastel de Ángel Picante Fácil

(Listo en unos 40 minutos | Para 18 personas | Dificultad: Fácil)

Por ración: Kcal 112, Grasas: 0,1 g, Carbohidratos netos: 25 g, Proteínas: 3 g

## Ingredientes:

- ¼ de cucharadita de clavo molido

- 1 cucharadita de canela en polvo

- ¼ de cucharadita de jengibre molido

- ½ cucharadita de nuez moscada en polvo

- 1 paquete de mezcla para pastel de comida de ángel

## Instrucciones:

1. Combina todos los ingredientes y hornea según las instrucciones dadas en el paquete. Retira de la bandeja y deja enfriar. Corta trozos de 1" y disfrútalos con las bayas de tu elección.

## 48. Dip de Frutas Fácil

(Listo en unos 5 minutos | Para 8 personas | Dificultad: Fácil)

Por porción: Kcal 183, Grasas: 10 g, Carbohidratos netos: 22 g, Proteínas: 2 g

**Ingredientes:**

- 1 cucharada de cáscara de naranja seca

- 8 oz. de queso crema

- 7 oz. de crema de malvavisco

**Instrucciones:**

1. Mezcla todo hasta que quede suave y sirve con frutas como uvas, manzanas o fresas.

# 49. Galletas Crujientes de Caramelo

(Listo en unos 16 minutos | Para 36 personas |
Dificultad: Fácil)

Por porción: Kcal 100, Grasas: 5 g, Carbohidratos
netos: 14 g, Proteínas: 1 g

**Ingredientes:**

- 1 taza de chips de caramelo

- ½ taza de margarina

- 1 taza de crema de trigo

- ½ taza de azúcar morena, empacada

- 1 cucharadita de levadura en polvo

- ½ taza de azúcar

- 1 cucharadita de extracto de vainilla

- 1 huevo

- 1 cucharada de leche

- 1,2 cucharaditas de canela en polvo

- 1 taza + 3 cucharadas de harina

- 1 taza aceite

## Instrucciones:

1. Precalienta el horno a 350°F.
2. Engrasa la bandeja para hornear galletas.
3. Bate el azúcar y la mantequilla hasta que quede suave.
4. Bate hasta que la leche, la vainilla y el huevo estén esponjosos.
5. Mezcla la canela, la harina y el polvo de hornear.
6. Aplica a la mezcla de mantequilla: licua bien.
7. Agrega los chips de cereal y el caramelo.
8. Agrega la masa por cucharaditas en la bandeja para hornear preparada.
9. Hornea durante 9 a 12 minutos, o hasta que se dore ligeramente.
10. Deja reposar 1 minuto antes de colocarlo sobre las rejillas para que se asiente en la bandeja para hornear.

# 50. Fresas Cubiertas de Chocolate

(Listo en aproximadamente 2 minutos | Para 18 personas | Dificultad: Fácil)

Por ración: Kcal 69, Grasas: 5 g, Carbohidratos netos: 5 g, Proteínas: 1 g

## Ingredientes:

- 5 cucharadas de margarina

- ½ taza de chispas de chocolate, semidulce

- 1 cucharada de jarabe de maíz

- 1 cuarto de galón fresas secas

## Instrucciones:

1. Calienta a fuego lento los primeros tres ingredientes.
2. Revuelve hasta que esté bien integrado todo.
3. Remueve del fuego.
4. Sumerge las fresas en chocolate, colócalas en una bandeja.
5. Y refrigera.

# Conclusión

Aunque los patrones de alimentación varían según los síntomas y las necesidades de la persona, el plan de dieta expresado en este libro es una guía muy útil para quienes buscan buenos hábitos alimenticios. Se sabe que las comidas bajas en sodio y potasio, así como la ingesta de grasas monoinsaturadas, pueden prevenir y evitar algunas enfermedades relacionadas con la insuficiencia renal. Seguir esta dieta conscientemente y hacerla parte de tu estilo de vida puede marcar una gran diferencia en tu mejora diaria.

CPSIA information can be obtained
at www.ICGtesting.com
Printed in the USA
BVHW041723090621
609091BV00016B/2588

9 781801 568098